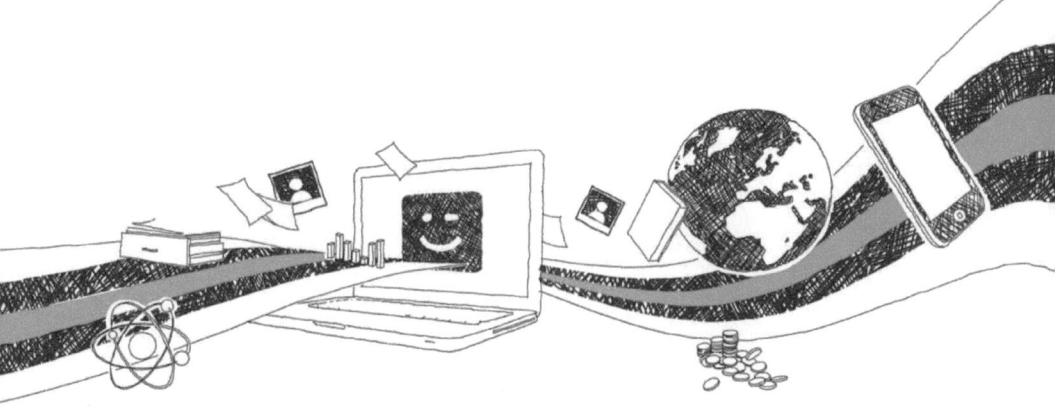
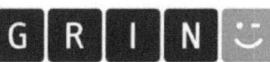

Bibliografische Information der Deutschen Nationalbibliothek:

Die Deutsche Bibliothek verzeichnet diese Publikation in der Deutschen National-bibliografie; detaillierte bibliografische Daten sind im Internet über http://dnb.d-nb.de/ abrufbar.

Impressum:

Copyright © 2015 GRIN Verlag
Druck und Bindung: Books on Demand GmbH, Norderstedt Germany
ISBN: 9783346045409

Dieses Buch bei GRIN:

https://www.grin.com/document/498849

Manuel Anhold

Aus der Reihe: e-fellows.net schüler-wissen

e-fellows.net (Hrsg.)

Band 2762

Situationsanalyse und Marketingkonzept für eine fiktive Zahnarztpraxis

Fallaufgabe "Marketing"

GRIN Verlag

GRIN - Your knowledge has value

Der GRIN Verlag publiziert seit 1998 wissenschaftliche Arbeiten von Studenten, Hochschullehrern und anderen Akademikern als eBook und gedrucktes Buch. Die Verlagswebsite www.grin.com ist die ideale Plattform zur Veröffentlichung von Hausarbeiten, Abschlussarbeiten, wissenschaftlichen Aufsätzen, Dissertationen und Fachbüchern.

Fallaufgabe

„MARKETING"

P-MARKM01

05.01.2015

Erstellt von: Manuel Anhold

Inhaltsverzeichnis

Abkürzungsverzeichnis

SGE   Strategische Geschäftseinheit

SWOT   Strength – Weakness – Opportunities – Threats

1 Situationsanalyse Zahnarztpraxis Dr. Fuchs

Ausgehend von der Situationsbeschreibung der Fallaufgabe [vgl. HEISTER, 2009A, S. 3-5] soll im Vorfeld der Entwicklung eines Marketingkonzepts eine Situationsanalyse vorgenommen werden. Unter einer Situationsanalyse (Ist-Analyse, Marktforschung) soll eine systematische, methodisch wissenschaftliche Erforschung des Markts verstanden werden. Diese umfasst insbesondere Kunden, Konkurrenten und Umfeld mit dem Ziel der Detektion von Stärken und Schwächen sowie Chancen und Risiken einschließlich ihrer Beziehungen [vgl. HEISTER, 2009B, S. 61].

1.1 Organisation der Praxis

Die Zahnarztpraxis firmiert am Gesundheitsmarkt als Anbieter (Leistungserbringer) von medizinischen Dienstleistungen [vgl. HEISTER, 2009B, S. 42]. Die Behandlungsschwerpunkte der Praxis Dr. Fuchs liegen in der präventiven, konservierenden sowie prothetischen Zahnheilkunde. Trotz fehlender expliziter Qualifizierungen gehören angstvermeidende Behandlungsverfahren zur Routine der Praxis. Die drei zahnmedizinischen Fachangestellten des Praxisteams arbeiten als Allrounder und unterstützen bei Zahnbehandlungen und führen Vor- und Nachbereitungen von Instrumenten einschließlich der Reinigung durch. Das Anlegen und Führen der papiergebundenen Patientenakten sowie das Terminwesen gehört ebenfalls zu deren Aufgaben. Auf Werbemaßnahmen wurde einmalig im relativ entfernten Hamburg zurückgegriffen. Damit konnte jedoch kein Erfolg erzielt werden und wurde dann nicht weiter als Möglichkeit eingesetzt. Es muss als Besonderheit erwähnt werden, dass Herr Dr. Fuchs sowohl humanmedizinisch (Pädiater), als auch zahnmedizinisch ausgebildet ist. Die stellt eine besondere Ressource dar.

1.2 Betriebswirtschaftliche Betrachtung

Der Zahnarzt Dr. Fuchs hat vor etwa fünf Jahren in Glückstadt eine Zahnarztpraxis übernommen. Bei Glückstadt handelt es sich um einer Niedersächsischen Kleinstadt mit 11.500 Einwohnern in der Metropolregion Hamburg. In Glückstadt existieren derzeit sieben Zahnarztpraxen [vgl. STADT GLÜCKSTADT, 2014]. In der Darstellung der Fallaufgabe werden insgesamt zwei Zahnarztpraxen benannt: Praxis Dr. Müller und Praxis Dr. Fuchs. Die Zahnarztdichte in Niedersachsen wurde für das Jahr 2011 auf 82 pro 100.000 Einwohner beziffert [vgl. STATISTA GMBH, 2014]. Bezogen hierauf könnte für Glückstadt ein möglicher Bedarf von etwa 9,4 Zahnärzten kalkuliert werden ungeachtet etwaiger regionaler Schwankungen. Aufgrund den der Aufgabenstellung [vgl. HEISTER, 2009A, S. 3] zugrundliegenden Daten sollte eine außergewöhnlich hohe Zahl an Patienten und somit hinreichendes Potenzial für beide ansässige Zahnarztpraxen vorhanden sein und entsprechend eine günstige Erlössituation für beide Praxen bestehen.

Derzeit ist dies jedoch für die Praxis Dr. Fuchs nicht gegeben. Der Marktanteil der Praxis Dr. Fuchs lag bei einem Umsatzvolumen von etwa 370.000 € bei nur 25 Prozent, entsprechend einem bezogen auf Glückstadt relativen Marktanteil [vgl. HEISTER, 2009B, S. 44] von ca. 33,3 Prozent. Dies stellt eine zu niedrige Finanzierungsbasis bei ungünstiger Einnahmensituation dar und mündet in ein wirtschaftliches Defizit von 10.000 € bezogen auf das zurückliegende Abrechnungs-quartal. Die Umsatzsituation wird als weiter rückläufig beschrieben.

Die Situation der Praxis Fuchs steht im Gegensatz zur wirtschaftlichen Entwicklung. Das Marktwachstum der Stadt von Glückstadt wuchs von etwa 1,1 Millionen € im Vorjahr auf 1,3 Millionen €. Dies entspricht ca. 18 Prozent.

1.3 Kunden und Kundenbedürfnisse

Kunden des Zahnarztes Dr. Fuchs sind die aktuellen und zu erwartenden Patienten der Praxis. Die Praxis hat eine besondere Ausrichtung auf das Gebiet der Prothetik, weshalb Patienten im Alter von 60 Jahren und Älter den derzeitigen Schwerpunkt bilden. Jüngere Patienten sind derzeit deutlich unterrepräsentiert. Diese werden in erster Linie aufgrund einer Notfallkonsultation und kaum zu regelmäßigen Terminen vorstellig, ohne dass dafür eine spezifische Ursachensuche erfolgt wäre.

Die Erwartungen bzw. Bedürfnisse der Patienten des Zahnarztes entsprechen den Kundenbedürfnissen und -erwartungen. Zu diesen allgemeinen Kundenbedürfnissen zählen Termineinhaltung und zügige Behandlung, professionelle und korrekte Behandlung einschließlich schmerzfreier Therapie. Zusätzliche Erwartungen sind an das Ambiente und Einrichtung der Praxis festgemacht. Hierzu zählen Freundlichkeit des Personals, Farbgebung der Praxis sowie Behandlungskosten.

Entsprechende der Darstellung in der Fallaufgabe wird die Farbgebung (pink) von Patienten zum Teil als irritierend empfunden. Außerdem wird die Freundlichkeit des Empfangs als unzureichend erlebt. Maßnahmen zur Patientenbindung (z.B. Recall-Systeme, Rabatte etc.) sind bislang noch nicht eingeführt. Hier besteht Potenzial zur Optimierung des Praxisimages.

Die Kundenzufriedenheit der mehrheitlich aus älteren Patienten bestehenden Kunden wird dennoch als hoch beschrieben. Herr Dr. Fuchs Behandlung zeichnet sich durch ausführliche Beratung, Angstreduktion und hohe Gesprächsintensität aus. Es besteht somit eine vertrauensvolle Atmosphäre, fraglich bleibt, ob hiermit auch wirtschaftlichen Bedürfnissen der Praxis entsprochen wird.

1.4   Konkurrenzsituation

In der Fallschilderung wird die Zahnarztpraxis Dr. Müller als alleiniger und damit Hauptkonkurrent des Herrn Dr. Fuchs in Glückstadt beschrieben [vgl. HEISTER, 2009A, S. 3-5]. Es wird deutlich, dass die Praxis des Herrn Dr. Müller sich durch eine insgesamt gute Strategie sowie ein professionelles Werbekonzept auszeichnet. Sie wird durch zwei Zahnärzte betrieben, die gemeinsam über die Spezialisierungen Oralchirurgie und Implantologie (Dr. Müller) sowie Kieferorthopädie (angestellte Zahnärztin) verfügen. Beide sind aufgrund regelmäßiger Fortbildungen und Zertifizierungen aktuelle und ausgezeichnete Zahnmedizin.

Die Gemeinschaftspraxis verfügt über ein Recall-System, das die Stammpatienten an Routineuntersuchungen erinnert. Hier ist ein halbjährlicher Zyklus für Kinder und Jugendliche bis zum 18. Lebensjahr etabliert. Erwachsene Patienten werden jährlich an die jeweiligen Vorsorgetermine erinnert. Die Ausrichtung der Praxis spricht somit explizit junge Patienten einschließlich Kinder und Jugendliche an

Herr Dr. Müller betreibt Werbung auf mehreren Wegen. Es existiert eine aktuell gestaltete Internet-Präsenz. Werbung findet zusätzlich durch Annoncen in Printmedien (klassische Werbung) und durch Eventmarketing auf Messen statt.

1.5   Umfeld der Zahnarztpraxis

Im Umfeld der Zahnarztpraxis Dr. Fuchs ist die Zahnheilkunde eine etablierte und relevante Größe. Moderne Zahnmedizin erfordert eine stetige Anpassung an neue Behandlungsformen, regelmäßige Fortbildung sowie Umgang mit neuen Techniken. Techniken werden dabei zunehmend diffizil, zahnschonend und sind auf den Zahnerhalt einer alternden Gesellschaft ausgelegt. Die Zahnprothetik im Sinne des Zahnersatzes hat nachgeordnet bei nicht mehr möglichem Zahnerhalt einen festen Stellenwert.

Beachtet werden sollte, dass die Zähne einen hohen Anteil an der Wahrnehmung eines Menschen haben und entsprechend dem Zahnerhalt/-ersatz ein großer gesellschaftlicher Wert beigemessen wird. Die Intaktheit und Optik des Gebisses verweisen auf Einhaltung von Hygieneregeln und damit auf die Körperhygiene als Ganze. Insofern hat die Zahnheilkunde eine gesellschaftliche Funktion, da sie soziale Zuordnungen tangieren kann. Der professionelle Umgang mit Zahnerkrankungen tangiert somit immer auch die gesellschaftliche Teilhabe.

Herr Dr. Fuchs bietet für Patienten mit Zahnbehandlungs-Phobien eine besondere Zuwendung an. Hiermit wird ein individuell großer Wert erzeugt, der die Gesellschaftsfähigkeit der betroffenen Menschen erhält bzw. ermöglicht und langwierige Folgekosten vermeiden kann.

Auch für den alt gewordenen Menschen spielt der Zahnerhalt bzw. dessen Ersatz eine große Rolle, da gesellschaftliche Anlässe durch Essen, mimische Äußerungen und Kommunikation geprägt sind. Auch hier ist das Thema sozialer Teilhabe von großer Bedeutung [vgl. INITIATIVE PRODENTE E.V., 2012]. Nicht vergessen werden sollte, dass insbesondere der Zahnersatz individuell kostspielig ist. Der regelmäßigen Vorsorge kommt der Zweck der Vermeidung von Ersatz einerseits zu, andererseits dokumentiert dessen regelhafte Durchführung gegenüber den Kostenträgern (gesetzliche Krankenversicherung) eine persönliche Sorgfalt und garantiert die anteilige Kostenerstattung im Ersatzfall (Bonus-System).

Als relevantes diagnostisches Hilfsmittel ist die radiologische Bildgebung vielfach etabliert und stellt das Erfordernis an eine Röntgenfachkunde gemäß Röntgenverordnung [vgl. BUNDESZAHNÄRZTEKAMMER, 2014]. Die Praxis Dr. Fuchs betreibt ein baulich älteres Röntgengerät. Trotz Informationsangeboten durch Vertreter hat Herr Dr. Fuchs eine diesbezügliche Modernisierung nicht gewünscht. Somit wird gerade auch jüngeren Patienten eine strahlenärmere Diagnostik in der Praxis Dr. Fuchs nicht angeboten.

Die geschilderten qualitativen Mängel mögen dem unkundigen Laien möglicherweise entgehen, könnten jedoch aufgrund von Praxisvergleichen und durch die Laienpresse bewusst werden.

1.6 Zusammenfassung und SWOT-Analyse

Im Rahmen der Ist-Analyse wurden relevante Aspekte der Zahnarztpraxis Dr. Fuchs aufgezeigt und sollen nun im Sinne einer SWOT-Analyse zusammengefasst werden [vgl. HEISTER, 2009B, S. 79-84]. In der nachfolgenden Tabelle 1 werden die thematisierten Aspekte stichpunktartig als Stärken und Schwächen zusammengestellt und um Chancen und Risiken ergänzt. Auf eine jeweils dezidierte Ausformulierung soll an dieser Stelle verzichtet werden, da dies im Marketingkonzept (Kapitel 2) erfolgen soll.

	Stärken	Schwächen
Chancen	Technisch ist die Praxis gut ausgestattet und befindet sich auf aktuellem Stand.	Ausrichtung auf ältere Menschen durch z.B. Prothetik ausnutzen.
	Fachlich-menschliche Stärken zur Kundenbindung nutzen.	Angstreduzierende Therapie ohne bisherigen Zusatzerlös als Potenzial nutzen.
	Angstreduzierende Therapie wird bereits eingesetzt.	Bisher mangelnde Werbung kann Werbemaßnahmen besonders wirksam machen.
	Hohes Marktpotenzial in Glückstadt ausschöpfen.	Fluktuation der Mitarbeiter zur gezielten Suche nutzen.
Risiken	Angstreduzierende Therapie durch belegbare Qualifikation aufwerten (fachgebundene Psychotherapie).	Farbgebung der Praxis ist umstritten. Eine Renovierung kann viel Kundenzulauf bewirken.
	Die Positionierung als Einzelpraxis bietet die Möglichkeit zur raschen Umsetzung von Marketing-Konzepten.	Fehlende Umsätze durch schnelle Neukundengewinnung aus-gleichen.
	Professionelle Zahnreinigung als Praxisstärke	Fehlende fachliche Schwerpunkte, z.B. Praxisschild
	Internet-Präsenz und regionale Werbung leicht umsetzbar.	Mangelnde Innovationsbereitschaft muss überwunden werden.
	Einfache Recall-Systeme können hohe Kundenbindung erreichen.	Zahnheilkunde im Ausland als ernsthafte Konkurrenz wahrnehmen.

Tabelle 1: SWOT-Analyse der Zahnarztpraxis Dr. Fuchs [eigene Darstellung]

2 Entscheidungsvorlage für die Zahnarztpraxis

Bei der nachfolgenden Darstellung soll eine theoretisch-praktische Verknüpfung erfolgen zwischen den prinzipiellen Inhalten einer Marketingkonzeption bezogen auf Strategien, Marketingziele und -instrumente sowie den praktischen Überlegungen im Kontext der Zahnarztpraxis Dr. Fuchs in Glückstadt [vgl. vgl. HEISTER, 2009A, S. 3-5]. Als Zusammenfassung des vorhergehenden Abschnitts 1 lässt sich festhalten, dass die Zahnarztpraxis Dr. Fuchs ein solides fachliches Potenzial besitzt, jedoch Innovationsmangel und unzureichende strategische Neuausrichtung die Alltagspraxis prägen und die wirtschaftliche Integrität des Unternehmens bereits manifest gefährden.

Bei der nachfolgenden Erstellung der Strategien, Marketingziele und Marketing-instrumente wurde im Wesentlichen die logische Abfolge der „Card for Strategy Management" [vgl. HEISTER, 2009C, S. 18, TAB. 1.1] als Grundlage herangezogen. Die weiteren Ausführungen bei HEISTER [2009c, S. 1-109] wurden ebenfalls berücksichtigt.

2.1 Strategie

Anhand der vorliegenden Daten soll insbesondere durch Festlegung strategischer Einheiten und eine Nutzwertanalyse eine Strategie abgeleitet werden.

Der Praxisinhaber, Herr Dr. Fuchs, hat sich bisher trotz wiederholter Hilfsangebote gegen Veränderungen ausgesprochen. Es ist zunächst naheliegend anzunehmen, der Praxis eine neue strategische Ausrichtung zu geben. Zwischen dem Ist-Zustand und einer neuen strategischen Ausrichtung mit entsprechenden Zielvorstellungen besteht eine „strategische Lücke" [vgl. HEISTER, 2009C, S. 6-7], die potenzielle Unternehmens-entwicklung z.B. graphisch mittels einer „GAP-Analyse" abschätzen lässt. Vor dem Hintergrund der bisherig getroffenen Unternehmerentscheidungen besteht zudem eine große „operative Lücke". Zu dieser gehört u.a. die nicht ausreichende Nutzung von Weiterbildungen und Investitionen.

2.1.1 Festlegung der strategischen Geschäftseinheiten (SGE)

Die SGE ist durch ein eindeutig definiertes und dauerhaftes Kundenproblem gekennzeichnet [vgl. HEISTER, 2009C, S. 19] und hat spezifische Kundenbedürfnisse, Marktverhältnisse und Kostenstrukturen im Blick.

Zielgruppen der Praxis Dr. Fuchs sind aufgrund eines potenziell großen Patienten-angebotes in Glückstadt neue Patienten (SGE 1 Neukunden) bzw. die Patienten der Praxis Müller bei zeitgleichem Erhalt des bisherigen Kundenstammes. Dies setzt eine Ausrichtung auf eine jüngere Zielgruppe mit anderen medizinischen Bedarfen voraus. Ziel könnte die Ausrichtung auf eine Zahnarztpraxis für die ganze Familie mit jungem Patienten sein. Die Ausrichtung auf die „ganze Familie" schafft das Bedürfnis nach Anpassung des Ambientes der Praxis. Ein auch kindgerecht-freundlicher Empfang, helle Räumlichkeiten und moderne Ausstattung sowie moderner Werbeeinsatz und Terminvergaben (Online) können die Folge sein.

Eine über alle Altersdekaden reichende zahnmedizinische Behandlung lässt auch die Prophylaxen in den Vordergrund rücken. Die bislang hohe medizinische Qualität bleibt weiterhin grundlegender Bedarf. Allerdings ist der Trend zur Innovation bei jüngerem Klientel anzunehmen und erfordert regelmäßige Fortbildung des Praxisteams. Möglicherweise ist die Anpassung von Preisstrukturen im Privatbereich (z.B. Zahnreinigungen) erforderlich. Die Dimension der Technologien ist durch das Behandlungsspektrum charakterisiert, das zahnmedizinische Prophylaxe, Zahnerhalt, Kieferorthopädie und Implantate umfassen sollte.

In der jüngeren Patientenklientel könnten Bedarfe nach „Zahn-Bleeching" zusätzlich als Privatleistungen entstehen (SGE 2: Selbstzahler).

Der bisherigen Schwerpunkte der Praxis im Sinne der Prothetik beim alten Patienten (SGE 3: Alterszahnmedizin, „Silver Consumers" [HEISTER, 2009c, S. 44]) sowie die Versorgung von „Angstpatienten" werden weiter einen Stellenwert haben (SGE 4: Phobie-Patienten).

2.1.2 Nutzwertanalyse

In der grundlegenden Überlegung und Fokusverschiebung auf eine größere Zielgruppe mit zum Beispiel vier strategischen Geschäftseinheiten und geänderten Bedürfnissen und Technologien können weitere strategische Überlegungen angestellt werden.

Grundsätzlich darf in den Geschäftsfeldern von einem hohen Nutzen ausgegangen werden, da der Marktanteil der Einzelpraxis eher niedrig ist und Potenzial zur Marktdurchdringung gegeben ist. Die Praxis Dr. Fuchs soll künftig eine deutlich erweiterte Zielgruppe ansprechen und zur Familienpraxis werden. Der Absatzmarkt erscheint hierfür geeignet, der Praxisinhaber verfügt über eine fachliche Erfahrung, Mangel besteht derzeit im notwendigen Innovationsbedürfnis.

Durch Variation des Behandlungsspektrums, organisatorische Abläufe, Werbemaß-nahmen einschließlich baulicher Veränderungen kann sich die Praxis zugunsten einer „jung bis alt"-Praxis umgestalten.

2.2 Kundenbezogene Marktstrategien

Ausgehend von den Überlegungen in Abschnitt 2.1 sollen nun „Strategien in Bezug auf Kunden" entwickelt werden. Es werden dabei Marktfeldstrategien, Marktstimulierungs-strategien, Marktparzellierungsstrategien und Marktarealstrategien differenziert [vgl. HEISTER, 2009c, S. 45], die nachfolgend thematisiert werden.

2.2.1 Marktfeldstrategien

Die Marktfeldstrategien nach Ansoff [vgl. HEISTER, 2009c, S. 46] sollen bezogen auf die Situation der Zahnarztpraxis Dr. Fuchs angewendet werden. Für die Zahnarztpraxis Dr. Fuchs gilt, dass die konservative zahnprothetische Versorgung zum Leistungsspektrum gehört und somit bereits eine Marktdurchdringung erfolgt ist. Eine Verbesserung der Marktdurchdringung bedeutet eine Erhöhung des Marktanteils, so dass die Praxis Dr. Fuchs neue Kunden auf diesem Gebiet neu gewinnen bzw. diese der Konkurrenzpraxis abwirbt.

In den Bereich der Marktfeldstrategie Produktentwicklung gehören bezogen auf die Praxis Dr. Fuchs die Implantologie oder auch die Kinderzahnheilkunde. Hier handelt es sich um jeweils neue Leistungsspektren bzw. Produkte, die im Gesundheitsmarkt jeweils anderweitig angeboten werden und etabliert sind.

Die Marktfeldstrategie Marktentwicklung könnte durch Nutzung mobiler Zahnmedizin im häuslichen Umfeld oder in Pflegeeinrichtungen für mobilitätsbeeinträchtigte Patienten zum Einsatz kommen („Hausbesuch" des Zahnarztes). Dazu könnten alte oder körperlich behinderte Patienten als Zielgruppe zählen. Aufgrund des nur niedrigen derzeitigen Marktanteils ist die Methode sicher von eher niederer Priorität, jedoch sollte die Ausrichtung auf ganzheitlich-familienorientierte Behandlung sowie deren Werbewirksamkeit nicht unterschätzt werden.

Für Herrn Dr. Fuchs ist als Marktfeldstrategie der (horizontalen) Diversifikation am ehesten die verhaltenstherapeutisch ausgerichtete und angstlimitierende Behandlung einzustufen. Hierbei handelt es sich um ein in der Zahnheilkunde nicht routinemäßig etabliertes Verfahren, da die Verhaltenstherapie einem anderen Facharztgebiet zugeordnet ist. Vorstellbar wären hier auf innovative Verfahren in der Behandlung älterer Menschen ohne bisherige Etablierung.

Eine laterale Diversifikation könnte zum Beispiel durch Integration physio-therapeutischer Leistungen in der Praxis zum Beispiel bei Kiefergelenkerkrankungen vorstellbar sein.

2.2.2 Marktstimulierungsstrategien

Marktstimulierungsstrategien dienen der nachhaltigen Marktbeeinflussung [vgl. HEISTER, 2009c, S. 54]. Es kommen die Präferenzstrategie und die Preis-Mengen-Strategie in Frage.

Die Zahnarztpraxis Dr. Fuchs stellt hohe Ansprüche an die Qualität der Behandlung. Materialauswahl und –qualität sind hierbei ebenfalls erstklassig. Zusätzlich wird sehr sorgsam, sorgfältig und präzise gearbeitet. Auch die zeitliche Intensität der Tätigkeit ist überdurchschnittlich aufwändig gestaltet, so dass eine hohe Kundenzufriedenheit und –qualität resultiert. Die sorgfältige Arbeit lässt die Haltbarkeit von Implantaten besonders lange andauern. Insofern wird hier eine Präferenzstrategie von Herrn Dr. Fuchs verfolgt. Notwendig sind hier kontinuierliche Weiterbildungen und die Verwendung aktueller Instrumente und Materialien. Hier wird ein markenorientierter Patient (Konsument) angesprochen.

Der Ausbau der bereits etablierten angstreduzierenden und verhaltenstherapeutisch orientierten Therapie durch fachgebundene Weiterbildung und ggf. zusätzliche Qualifikation einer Zahnarzthelferin entspricht ebenfalls der Verfolgung einer Präferenzstrategie. Zeitgleich könnte hierin ein Alleinstellungsmerkmal mit Innovationscharakter bestehen. Durch etwaige zusätzliche Abrechenbarkeit könnte auch eine Umsatzsteigerung erzielt werden.

Mit Bezug auf den derzeitigen Patientenbestand könnte eine Qualifikation im Bereich der Alterszahnheilkunde mit spezifischen Prophylaxen, angepasste Implantologie oder durch mobile Zahnheilkunde in Pflegeheimen Einzug finden. Im Sinne einer Präferenzstrategie wären hier alterszahnmedizinischer Zusatzqualifikationen erforderlich.

Bezogen auf den kostenorientierten Konsumenten gilt es die lokale Konkurrenz mit etwaigen Angeboten im Privatleistungsbereich (Zahnreinigung etc.) ebenso zu bedenken, wie auch das europäische und außereuropäische Ausland mit z.T. Niedrigpreisangeboten. Hier könnte im Sinne einer Preis-Mengen-Strategie z.B. durch Bonussysteme, Gutscheine, Familienrabatte etc. begegnet werden.

2.2.3 Marktparzellierungsstrategien

Im Sinne der Marktparzellierungsstrategie [vgl. HEISTER, 2009C, S. 62FF] mag es sinnvoll sein, den zahnmedizinischen Gesundheitsmarkt zu betrachten. Die Zahnarztpraxis wird notwendigerweise lokal bzw. regional agieren, dort jedoch Bezug auf alle Patienten jeden Alters nehmen können.

Insofern findet eine totale Marktabdeckung statt. Die Zahnmedizin hat gesundheitsbezogenen Auftrag bei der Zahngesundheit der Gesamtbevölkerung mit Prophylaxe (Vorbeugung), Behandlung und Ersatz.

Hinsichtlich des Einsatzes von Marketinginstrumenten sollte jedoch ein differenziertes Marketing Anwendung finden, da sich innerhalb der Zahnheilkunde differenzierte Zielgruppen (z.B. junge vs. Alte Patienten) und Therapieverfahren finden, die unterschiedlichen Bedarf an Marketing haben. So sollten Marketinginstrumente zu den Themen Zahnimplantate, Alterszahnheilkunde, Kinderzahnheilkunde und Phobie-behandlung jeweils andersartig und gezielt eingesetzt werden. Eine Fragmentierung der Zielgruppen sollte somit durchgeführt werden. Es ist naheliegend, dass die Zielgruppe alter Patienten wahrscheinlich weniger durch eine Internet-Darstellung der Behandlungsverfahren angesprochen wird, umgekehrt jedoch gut lesbare Broschüren hier jedoch gezielt eingesetzt werden könnten.

Eine besondere Patientengruppe mit einem geschätzten Anteil von 10 Prozent [DEUTSCHE GESELLSCHAFT FÜR ZAHNBEHANDLUNGSPHOBIE, 2014] stellen phobische Patienten dar, also diejenigen mit einer spezifischen Furch vor Zahnbehandlungen. Diese etwa würden eine spezifische Ansprache und somit Marktinstrumente benötigen, um sie als spezielle Patientengruppe zu akquirieren. Ähnliches würde für demente Patienten gelten, bei denen sich z.B. die Akquise eher an die Angehörigen richten würde.

Die Segmentierung wird in einem heterogenen Markt nach diversen Aspekten differenziert. Zu nennen sind dabei sozio-demographische, geographische, psycho-graphische und verhaltensbezogene Kriterien [vgl. HEISTER, 2009C, S. 65].

Ein im Sinne der Massenmarktstrategie verstandenes Vorgehen kann eine Annonce zum Anlass einer kompletten Praxisrenovierung, Neueröffnung oder eine Personal-suche sein. Hier kann durch ein geeignetes Medium in der gesamten Region das Thema Zahnmedizin beworben und für die Praxis als Ganze hingewiesen werden.

2.2.4 Marktarealstrategien

Die Marktarealstrategien differenzieren den Absatzraum geographisch [vgl. HEISTER, 2009C, S. 69]. Für die Praxis Dr. Fuchs bedeutet dies zunächst ein Bewusstsein für ein in erster Linie regionales Handeln und Wirken. Die für die Praxis Dr. Fuchs entwickelten Strategien sollten darauf abstellen, den Umsatz des Zahnarztes zu erhöhen in seinem lokalen Markt Glückstadt. Vordergründig geht es somit um die Verfolgung lokaler Strategien.

Für die zahnmedizinische Einzelpraxis erscheinen übernationale Marktarealstrategien im Sinne von International Marketing zunächst einmal ungeeignet, vorstellbar wäre jedoch eine regionale Strategie durch Bildung eines Netzwerkes oder eine ortsübergreifende Berufsausübung oder eine regionale Zweigstelle durch Hinzunahme eines weiteren Zahnarztes. Auch eine Verlegung des Standortes wäre im Sinne einer lokalen bzw. regionalen Strategie zu verstehen.

Hier soll davon ausgegangen werden und dies entspricht dem bisherigen Wunsch des Herrn Dr. Fuchs eine Einzelpraxis fortführen zu wollen. Hinsichtlich der zu ergreifenden Maßnahmen muss also regional in der Stadt Glückstadt und den zugeordneten Vororten, also einem gedachten Radius von etwa 25 km, gedacht werden.

2.3 Nicht-kundenbezogene Marktstrategien

Unter nicht-kundenbezogenen Marktstrategien sollen diejenigen Strategien verstanden werden, die sich in Bezug auf Wettbewerber, Anspruchsgruppen und Absatzmittler beziehen [vgl. HEISTER, 2009C, S. 18, TAB. 1.1]. An dieser Stelle soll insbesondere auf Wettbewerber eingegangen werden.

Gemäß den fünf Wettbewerbskräften nach PORTER [vgl. HEISTER, 2009C, S. 79] besteht lokal eine starke Intensität der Rivalität durch die Gemeinschaftspraxis Dr. Müller. Diese durch zwei Zahnärzte geführte Praxis bedient einen großen Marktanteil und stellt auch in qualitativer

Hinsicht einen ernstzunehmenden Konkurrenten dar. In dem benannten Theorem sind die lokalen bzw. regionalen Einwohner die potenziellen Abnehmer und haben freie Wahl zwischen den beiden Praxen, zusätzlich können auch andere Anbieter anderer Regionen aufgesucht werden (Ausland, Umland). Zusätzlich sind Lieferanten für Verbrauchsmaterialien, technische Apparate etc. zu betrachten.

In der benannten Konstellation von im Wesentlichen zweier konkurrierender Praxen mit z.T. nicht erschlossenen Marktchancen stehen der in beginnenden wirtschaftlichen Schieflage stehenden Praxis Fuchs nach PORTER die drei Grundstrategien Differenzierung, Strategie der umfassenden Kostenführerschaft und der Konzentration auf Schwerpunkte zur Verfügung.

Eine Kostenführerschaft könnte die Praxis Dr. Fuchs z.B. durch Anpassung ihrer Beschäftigtenzahl, Begrenzung ihres Leistungsspektrums und der Ausweitung einzelner Leistungen zu günstigen Einkaufskonditionen („Economies of Scale") erzielen. Hier könnte zum Beispiel die professionelle Zahnreinigung zu besonders günstigen Konditionen in großer Zahl durch eine Helferin erbracht werden und Kunden binden.

Gegenüber seinen Konkurrenten Dr. Müller könnte sich Herr Dr. Fuchs durch das Anbieten angstreduzierender Verhaltenstherapie positionieren. Wie ausgeführt betrifft dies eine respektable Zahl an Patienten und in einer professionalisierten Weise (Zertifikatserwerb) könnte eine „Unique Selling Proposition" resultieren, die starke Kundenbindung erzeugen. Auch durch die Verwendung besonderer Materialien zur Zahnfüllung (z.B. besondere ökologische Ausrichtung) kann dieser Anspruch bedient werden.

Nach Porter wäre eine dritte Strategie durch Schwerpunktbildung (Marktnischen) zu bedenken. Hier bieten sich Kinderzahnheilkunde, Alterszahnmedizin, mobile Zahnmedizin, Angstpatienten oder ähnliche Themen an. Problematisch ist sicherlich gegenüber den beiden anderen Zahnärzten in ihren jeweiligen Fachspezialisierungen konkurrieren zu wollen. Die Praxis Dr. Müller ist hervorragend qualifiziert in Mundchirurgie und Kieferorthopädie, in denen Herr Dr. Fuchs nicht bewandert ist und realistisch auch keine Qualifikation erwerben kann.

Aufgrund der Marktsituation mit hohem Potenzial für ein Vielfaches der Zahnärzteanzahl kann der Praxis Dr. Fuchs abweichend von dem Gesagten ein wenig konfrontatives Verhalten gegenüber seinem Mitbewerber ebenso empfohlen werden. Möglicherweise ist ein synergistisches Verhalten durch Kooperation (gemeinsamer Einkauf) denkbar. Es bieten sich durchaus Schnittstellen zwischen Kinderzahnheilkunde und der Kieferorthopädie. Auch im Sinne von Personalführung und gemeinsamen Angestellten könnten beiderseitige Benefits erzielt werden. Dies könnte insbesondere die Personalfluktuation bei Herrn Dr. Fuchs reduzieren und Kosten sparen. Denkbar wären auch gemeinsame Fortbildungen von Mitarbeitern (anspruchsgruppengerichtete Strategien, internes Marketing-Management).

2.4   Marketingziele

Neben dem bisher Gesagten können bei den Marketingzielen prinzipiell kurzfristige von langfristigen unterschieden werden. Als kurzfristige operative Ziele sollen diejenigen verstanden werden, die binnen zwölf Monaten erreicht werden, als langfristig soll hier ein Betrachtungszeitraum größer 1 Jahr bis 15 Jahre gelten.

Aufgrund der Akuizität der Situation (drohende Insolvenz) sollen hier zunächst die kurzfristigen Ziele aufgeführt werden. Hierbei soll beachtet sein, dass diese sich auch an den langfristigen Zielsetzungen zu orientieren haben.

2.4.1   Priorisierte kurzfristige Ziele

Aufgrund der mangelnden Umsätze ist die zeitnahe Gewinnung von neuen Patienten ein übergeordnetes Ziel in den kommenden zwölf Monaten. Hier kann als Ziel eine Erhöhung des Patientenstammes um mindestens pauschal 200 Patienten angesetzt werden. Es muss bedacht werden, dass die Umsetzung anderer Ziele durchaus mit dem Einsatz finanzieller Mittel verbunden sein kann und somit Umsatz zwingend zu erzielen ist.

Notwendig erscheint der Erhalt des Mitarbeiterstammes, da an diesen auch die Kontinuität der Praxis und die Kundenbindung geknüpft sind. Ein hierauf abstellendes Ziel ist die Optimierung der Mitarbeiterzufriedenheit durch je eine Qualifikations-maßnahme, flexible Arbeitszeitenregelung und eine jährliche Betriebsfeier etwa.

Die Qualifizierung des Praxisinhabers auf den Gebieten Alterszahnheilkunde und Verhaltenstherapie sollte begonnen werden und nach Möglichkeit mit dem kurzfristigen Ziel von Zertifikatserwerb erreicht werden.

Ein Umstellung auf besondere Materialverwendung im Bereich der Implantate sollte zum Beispiel durch ökologische Ausrichtung avisiert und binnen zwei Abrechnungs-quartalen umgesetzt werden. Die Hinzunehme besonders hochwertiger und langlebiger Prothesenmaterialien sollte ebenfalls zeitnah etabliert werden.

Die Verhaltenstherapie sollte im Sinne von Spezialsprechstundenzeiten etabliert und spezifisch beworben werden. Sinnvoll wäre hier eine Markteinführung mit einem niedrigen „Einstiegspreis" zu gestalten und eine Umstellung auf einen höheren Preis nach explizitem Qualifikationerwerb anzudenken.

Eine Kontaktaufnahme mit der Praxis Dr. Müller sollte zum Zweck des gemeinsamen Einkaufs von Verbrauchsmaterialien und Instrumenten kurzfristig erfolgen (binnen einem Quartal).

2.4.2   Priorisierte langfristige Marketingziele

Mit Bezug auf die bisherige Situationsanalyse sollen einige Ziele aufgeführt werden, deren zeitgleiche Erreichbarkeit in den nächsten Jahren realistisch erscheint und der gewünschten Schwerpunktsetzung und Neuausrichtung der Zahnarztpraxis gerecht werden kann.

In den Bereich der langfristigen Ziele gehören die folgenden Qualifikationserwerbe, welche im Wesentlichen durch Kursweiterbildungen erfüllt werden können. Dazu gehören die Qualifikation fachgebundene Psychotherapie (Verhaltenstherapie), das Zertifikat Implantologie [vgl. Deutsche Gesellschaft für orale Implantologie e.V., 2011] und das Curriculum Kinder- und Jugendzahnheilkunde [vgl. STORBECK, 2009]. Weiterbildung in Alterszahnmedizin sollte kontinuierlich erfolgen und diese als Investition in einen Wachstumsmarkt verstanden werden [vgl. BÄR ET AL. 2009]. Hinzu gehören die Entwicklung von Spezialsprechstundenzeiten für die benannten Themen und die Etablierung mobiler Zahnmedizin als Alleinstellungsmerkmal.

2.5 Marketinginstrumente

Es werden nun die mit Hinblick auf, insbesondere kurzfristigen, Ziele und deren Realisierung notwendigen Marketinginstrumente dargestellt. Zu diesen Instrumenten des Marketing-Mangements gehört entsprechend der Vierteilung der Instrumente: „product", „price", „promotion", „place". Hier soll aufgrund der Zuordnung des Gesundheitsmarktes zum Dienstleistungssektor noch um den fünften Bereich „Personal" ergänzt werden [vgl. HEISTER, 2006, S. 4-5]. Hier Die mit Bezug auf die Zahnarztpraxis Dr. Fuchs sinnvollen Instrumente sollen gemäß dieser Terminologie nun aufgeführt werden.

2.5.1 Produkt- und Leistungsmanagement („product")

Im Bereich der Leistungserbringung sind die Marketinginstrumente auf vielfältige Aspekte der Qualität abgestellt. Es geht um die Qualität der zahnärztlichen Leistung an sich, jedoch auch um deren optimale Darstellung gegenüber den Patienten. Hinzu kommt den Zugang zum Produkt so optimiert als möglich zu gestalten. Da zahnmedizinische Leitungen prinzipiell ähnlich an vielen Orten angeboten werden und es für den Verbraucher schwierig ist, die zahnärztliche Leistung hinreichend qualifiziert zu beurteilen, spielen vielfältige Aspekte für die Praxis Dr. Fuchs eine Rolle. Letztlich geht es darum einen optimieren Produkt-/Leistungsnutzen zu erzielen [vgl. HEISTER, 2006, S. 9].

Die Patientenzufriedenheit spielt eine übergeordnete Rolle, daher sollten Kundenbedürfnisse und Wünsche stets Berücksichtigung finden und bei der Leistungserbringung antizipiert werden.

Zum Basisprogramm der Praxis Dr. Fuchs gehört bereits eine qualitativ solide und Patientenzugewandte Leistungserbringung. Chancen auf Verbesserung bieten die Erneuerung der Innenarchitektur der Praxis und die Streuung des Angebots durch Zusatzleistungen und Wahlleistungen.

Diversifikation kann im Sinne gezielter Angebote an alte Menschen, Kinder und Angstpatienten erfolgen. Andererseits können für besonders solvente Patienten hochpreisige Materialien verwendet werden.

Zur Dienstleistung gehört die Terminierung. Hier sollten Kundenwünsche gezielt berücksichtigt werden und angeboten werden. Unter Beachtung von Notfallkonsultationen sollten hinreichende Möglichkeiten für Abendtermine oder auch Samstagsterminangebote eingeräumt werden. Die Einrichtung besonderer Sprechstunden für Privatpatienten, Angstpatienten, Kinder etc. wertet die jeweilige Zielgruppe implizit auf und stärkt den Spezialisierungsgedanken nach innen und außen.

Die Servicebereitschaft und Freundlichkeit der Praxis sollte im Rahmen eines Qualitätsmanagementsystems objektiviert werden und ggf. gezielte Maßnahmen ergriffen werden. Feedbackmöglichkeiten sollten gezielt Anwendung finden.

Mithilfe von Recall-Systemen kann die Kundenbindung gestärkt und letztlich Motivation ausgelöst werden. Ein qualifiziertes Recall-System signalisiert dem Patienten Interesse für seine Belange, entlastet ihn von der Notwendigkeit selbstständig an seine Termine zu denken und stellt somit einen erbrachten Mehrwert dar.

Anderweitig im Laienbereich durchgeführte Leistungen wie das Zahnbleichen können im professionellen Bereich sicher und qualifiziert erbracht werden und können im Sinne von „Me-Too"-Produkten Einsatz finden. Im Sinne einer zumindest regionalen Innovation ist sicher die mobile Zahnarztpraxis zu bedenken, dies sicherlich mit hohem wirtschaftlichem Einsatz.

2.5.2 Preispolitik („price")

Im Bereich der Zahnmedizin ist das Preismanagement durchaus von Relevanz. Hohe Investitions- und Anschaffungskosten bei Geräten und Inventar einer Zahnarztpraxis machen Preismanagement notwendig. Limitiert ist der Praxisinhaber einerseits durch Abrechnungsregelungen der gesetzlichen Krankenversicherungen, auf der anderen Seite durch Vorgaben der Gebührenordnung für Zahnärzte im Privat- und Selbstzahlbereich.

In der privatzahnärztlichen Abrechnung existieren Möglichkeiten durch Variation von Faktoren Rechnungsbeträge anzupassen, somit besteht Spielraum für Rabatte oder auch höhere Zahlbeträge. Für Herrn Dr. Fuchs ist es von Relevanz die Preissituation und Abrechnungsgewohnheiten der Konkurrenz zu kennen. In diesem Gebiet sollte er spezifisch geschult sein oder die Abrechnung professionell durch ein berufs-spezifisches Abrechnungsinstitut unterstützen lassen. Relevant ist es die laufenden Kosten für Verbrauchsmaterialien (Keramik, Legierungen etc.) ebenso im Blick zu behalten wie Großinventare der Praxis (Zahnarztstühle).

Hier gilt es vor de Hintergrund der bekannten Kosten, zum Beispiel mit der „Kosten + X"-Variante je Leistung zu ermitteln und Kundenpreise gezielt festzulegen oder anhand Gruppen zu steuern (abnehmerorientierte Differenzierung). Denkbar wären Studentenrabatte. Im Bereich des Einkaufs müssen Vergleiche vorgenommen werden, um geeignete Dentallabore als Partner zu finden, eventuell auch um Einkaufs-kooperationen zu schließen.

Bezogen auf die angestrebte breitere Patientenklientel ist es sinnvoll ein Portfolio unterschiedlicher Materialien für die Zahnerhaltung vorzuhalten, um zahlungskräftigen Luxusbedürfnissen ebenso gerecht zu werden wie durchschnittlichen Bedürfnissen an Qualität. Sinnvoll mag es sein hier zwei verschiedene Preissegmente anzubieten.

Für die Selbstzahler im Bereich der Zahnprophylaxe sollten durchaus niedrige Angebotspreise zur Kundenakquise genutzt werden, denkbar ist die Einführung von Rabattkarten, Familienkarten und Geschenkgutscheine für Festlichkeiten.

Bei hohen Zahlungssummen sollte in Kooperation mit der Hausbank des Herrn Dr. Fuchs die Möglichkeit der Ratenzahlung für Kunden angeboten werden. Hierdurch könnte dem Problem zum Teil hoher Zahlungsausfälle entgegengewirkt werden. Denkbar wären auch Skontos bei besonders schnellem Zahlungsziel innerhalb von 14 Tagen.

Im Sinne von Preisbündelungen könnten Preisvorteile bei Inanspruchnahme mehrerer Zahnarztleistungen in kurzer Folge eingeführt werden.

2.5.3 Kommunikationsmanagement („promotion")

Dr. Fuchs hat bislang eine erfolglose Werbemaßnahme in Hamburg durchgeführt und ist derzeit der Ansicht, dass dieser „Krimskrams" nichts bringe [vgl. HEISTER 2009A, S. 4]. Hier wurde eine explizit nicht lokale oder regionale Strategie verfolgt, die sicherlich wenig erfolgversprechend war.

Sinnvoll erscheint es jedoch regionale Möglichkeiten der gezielten und expliziten Werbung auszuschöpfen. Hierbei sollten die angestrebten Zielgruppen besonders angesprochen werden. Für den Bereich Angstpatienten wäre es naheliegend in der Praxis selbst Selbsterfahrungsgruppen oder Informationsabende anzubinden, in denen sich Patienten über das Thema informieren und die Praxis als spezifisch auf ihre Belange ausgerichtet erleben können.

Der geriatrische Patientenkreis könnte durch aufsuchende Informationsveranstaltungen in Seniorenkreisen, bei Verbänden, in Seniorenresidenzen oder ähnlichem ange-sprochen werden. Wichtig wäre es hier Problemkreise des alten Menschen bezogen auf die Zähne anzusprechen und gezielte Hilfe anzubieten. Auch die mobile Zahnarztpraxis für Zuhause kann gezielt angesprochen werden und werbend sogar in regionalen Zeitungen erscheinen.

Die Akquise jüngerer Patienten könnte durchaus dadurch vorangetrieben werden, dass Herr Dr. Fuchs sich in Kindergärten und Grundschulen für das Thema Zahngesundheit engagiert. Er und sein Team könnten die Kinder zur Zahngesundheit in Kooperation mit den Bildungsträgern erzieht. Diese Aufgabe kann durchaus auch von einer engagierten Helferin erbracht werden. Hierdurch kann auch guter Kontakt zu den Familien aufgebaut werden, die kleinstädtische Atmosphäre ist günstig für diesen Aspekt.

Herr Dr. Fuchs sollte seine Praxis gezielt modernisieren und sein Farb- und Raumkonzept auf seine Spezialisierungen ausrichten. Innerhalb der Praxis muss klar sein, dass es sich um eine Familienpraxis handelt und Themen wie „Alterszahnheilkunde", „Zahnarztangst" und „Kinderzahnheilkunde" relevante Schwerpunkte darstellen. Dazu gehören selbst gefertigte Flyer und eine stimmige Internetseite. Dort könnten auch Online-Terminkonzepte aufgenommen werden.

Das Team muss die Themen kennen und innerhalb der Praxis stetig transportieren. Für explizite Werbeanzeigen in regionalen Zeitungen z.B. anlässlich einer Praxisneueröffnung müssen sicherlich finanzielle Aufwendungen bedacht werden, können jedoch im Gesamtkonzept wirksam für rasche Umsatzsteigerungen sorgen. Als sinnvolle Größenordnung für Flyer, Internetpräsenz und Printanzeigen soll hier im ersten Jahr mit Kosten von ca. 2500 € kalkuliert werden (Annahme).

Bei betriebswirtschaftlicher Möglichkeit ist ein Sponsoring eines Vereins oder etwa einer Gedenktafel in Glückstadt ein wirksamer Weg die Praxis in günstigem Licht erscheinen zu lassen. Hier wäre sicherlich die Thematik bezogen auf Kinder (Kinderfußballgruppe mit Trikots) oder Seniorenheim (Bildergalerie) denkbar.

2.5.4 Distributionsmanagement („place")

Das Distributionsmanagement beschäftigt sich mit den Absatzwegen hin zum Kunden. Man unterscheidet direkten Vertrieb von indirektem Vertrieb über Absatzmittler und -helfer [vgl. HEISTER, 2006, S. 63-64].

Aspekte des direkten Vertriebs sind unter Kapitel 2.5.3 zum Thema Kommunikations-management näher ausgeführt. Für den indirekten Vertrieb stellen Intermediäre Multiplikatoren dar. Dazu zählen ortsansässige Vereine, Bildungs-träger, Alten- und Pflegeeinrichtungen, Kindertagesstätten, die eigenen Mitarbeiter und deren soziales Umfeld u.v.m. Für die Zahnarztpraxis Dr. Fuchs ist dieser Aspekt von großer Bedeutung, da ein Großteil von absatzwirksamen Stimulationsstrategien neben der klassischen Werbung wirksam ist. Das Kommunikationsmanagement beruht zum Teil auf sogenannter „Mund-zu-Mund-Propaganda". Diese ist der „Push-Strategie" zuzuordnen [vgl. HEISTER, 2006, S. 65]. Es sollten Anstrengungen seitens der Zahnarztpraxis unternommen werden, um eine positive Verbreitung der Konzepte der Praxis und deren Inanspruchnahme über Absatzmittler zu erzielen. Eigene Mitarbeiter, die Freunde und Angehörigen von Patienten und ganze Vereine können so wichtige Beiträge leisten, die Praxis Dr. Fuchs bekannt werden zu lassen und empfohlen zu werden. Wichtig ist hierbei, die Konzepte, Schwerpunkte, positiven Behandlungsergebnisse u. ä. stetig zu transportieren. Geeignete Absatzmittler sind hierbei langjährige Patienten der Praxis, durchaus jedoch auch begeisterte neue Kunden, denen man einen Behandlungsgutschein für einen Freund mitgibt. Denkbar wären Rabatte für Vermittlung neuer Kunden an Bestandskunden zu vergeben.

Im Bereich der Logistik spielen Lieferzeit (Prothese wird termingerecht gefertigt), Zuverlässigkeit (gleichbleibend gute Erfahrungen mit der Praxis), Beschaffenheit (Zahnbleichung ist gelungen) sowie Service und Flexibilität (Rascher Ersatztermin bei Personalausfall) eine große Rolle. Die funktionierende Logistik der Praxis schafft Kundenzufriedenheit und schafft eine wesentliche Grundlage diese als stimmig funktionierend zu erleben.

2.5.5 Personalmanagement („Personal")

Das Personalmanagement der Praxis Dr. Fuchs scheint offensichtliche Defizite aufzuweisen. Es besteht ein wiederholter Wechsel von Mitarbeitern, die vorhandenen zahnmedizinischen Fachangestellten arbeiten universell ohne spezifische Differen-zierung. Eingangs wurden bereits Fluktuationen bei den Mitarbeitern und Unzufriedenheit angesprochen. Beim Praxisinhaber selbst besteht eine mangelnde Veränderungsbereitschaft und nur geringe belegbare Zusatzqualifikationen.

Neben der finanziellen Betrachtung bei den medizinischen Fachangestellten, muss deren Arbeitszufriedenheit, Identifikation mit dem Unternehmen und deren Aufgaben-spektrum betrachtet werden. Zusätzlich spielen Entwicklungsmöglichkeiten im Sinne bezahlter Qualifizierungsmaßnahmen und Übernahme zusätzlicher Aufgaben eine Rolle. Letztlich ist das Betriebsklima wichtig um Arbeitsausfälle zu vermeiden. Die Arbeitsumgebung und die Arbeitsmittel müssen angepasst sein.

Die Mitarbeiter der Praxis sollten ebenso wie der Inhaber in den für die Praxis relevanten und angedachten Spezifizierungen intern geschult und durch externe und nachweisbare Maßnahmen weitergebildet werden. Diese können dann werbend und durch gezielten Einsatz der Mitarbeiter mit differenziertem Aufgabenfeld interessant eingesetzt werden.

Spezifische Schulungen der zahnmedizinischen Fachangestellten könnte einerseits deren Tätigkeitsspektrum erweitern, die Qualifikation verbessern, die Arbeitsplatz-zufriedenheit stärken und zusätzlich Impulse und Entwicklungsmöglichkeiten in die Praxis geben. Durch Zuordnung eigener Aufgabenbereiche kann der Inhaber entlastet werden und gewinnt Zeiträume für die Marketingaufgaben. Sinnvoll ist es sicherlich diese Kenntnisse in der Praxis selbst vorzuhalten. Anreize können bei den Miterbeitern durch Beteiligung am Unternehmenserfolg erzielt werden. Denkbar sind selbstständig durch die Angestellten der Praxis vorgenommene Behandlungen der Zahnprophylaxe wie der professionellen Zahnreinigung, die Betreuung des zugehörigen Rechnungs-wesens, des Recall-Systems und einer adäquaten finanziellen Beteiligung. Hierzu könnte eine eigenständige Kundenakquise mit internem Bonus-System nutzbringend sein. Sinnvoll ist es sicher auch übergreifende Aufgaben wie Qualitätsmanagement verantwortungs-voll zu delegieren.

Das veränderte Personalmanagement schafft ein Klima höherer Verantwortungs-bereitschaft und verbessert die Kundenbindung sowie diejenige der Mitarbeiter zur Arztpraxis. Herr Dr. Fuchs sollte die guten Leistungen seiner Mitarbeiter hinreichend honorieren. Hierzu gilt es Mitarbeitergespräche zu etablieren und zu pflegen. Kleine Gesten wie ein gemeinsames Weihnachtsessen oder Ähnliches sollten zum „Team-Building" ebenso dazugehören und werden empfohlen.

Im Aufenthaltsraum der Mitarbeiter könnte durch bereitgestellten Kaffeeautomat ein angenehmeres Klima entstehen. Dieser wird aus erwirtschafteten Mitteln von Neu-Patienten angeschafft.

Die Fort- und Weiterbildung wird finanziell zumindest anteilig unterstützt durch Herrn Dr. Fuchs. Als sinnvoll wird ein jährlicher Betrag in Höhe von 500 € je Mitarbeiter angesehen.

Die bislang starren Arbeitszeiten werden zugunsten eines flexibleren und von den Mitarbeitern selbst organisiertes Modell ersetzt. Auch hier kann Herr Dr. Fuchs entlastet, zeitgleich aber auch den zahnmedizinischen fachangestellten größtmögliche Mitsprache und Verantwortung bei Ihrer Arbeitszeit offeriert werden. So kann Urlaubswünschen, Ansprüchen seitens der Familien am flexibelsten entsprochen werden. Herr Dr. Fuchs übernimmt nur im Konfliktfall die Entscheidung und ist ansonsten nur durch Überprüfung und Genehmigung beteiligt.

2.6 Zusammenfassung

Die derzeit aufgrund von mangelnder Veränderungsbereitschaft, innovationsstau und fehlenden Marketingkonzepts derzeit umsatzschwache Zahnarztpraxis Dr. Fuchs erhält aufgrund der in Kapitel 1 vorgenommenen Situationsanalyse nun im Kapitel 2 ein abgestimmtes Paket an Strategien, kurz- und langfristigen Zielsetzungen sowie umsetzbaren Marketinginstrumenten.

In der vorliegenden Darstellung wurde davon ausgegangen, dass vor dem Hintergrund der wirtschaftlichen Bedrängnis ein umfassendes Maßnahmen-Mix vonnöten ist, um das Unternehmen in seiner Integrität zu erhalten. Das Konzept beruht auf einer gezielten Qualifikation des Praxisinhabers aufbauend auf bestehenden Fähigkeiten sowie der Partizipation und Delegation im Praxisteam. Neben der bisherigen Tätigkeit sollen neue Kunden gewonnen werden. Hierzu sind Spezialisierungen und Schwerpunktbildungen notwendig, um sich insbesondere von der lokalen Konkurrenz abzusetzen. Neben dem expliziten Erhalt des „Steckenpferds" der Kinderzahn-heilkunde soll auch die Alterszahnheilkunde und Verhaltenstherapie ausgebaut werden.

Aufgrund der guten Marktchancen sind die getroffenen Vorschläge in ihrer Gesamtheit geeignet das Unternehmen in seiner Existenz zu bewahren und im Sinne einer langfristig Tragfähigkeit zu erhalten.

Literaturverzeichnis

BUNDESZAHNÄRZTEKAMMER. (2014): *Röntgenverordnung.* http://www.bzaek.de/fuer-zahnaerzte/roentgen.html, abgerufen am 04.01.2015.

DEUTSCHE GESELLSCHAFT FÜR ORALE IMPLANTOLOGIE E.V. (2011): *Zertifizierung.* http://www.dgoi.info/zertifizierung/, abgerufen am 04.01.2015.

HEISTER, W. (2009a): *Fallaufgabe „Marketing".* P-MARKM01. Studienheft der APOLLON Hochschule für Gesundheitswirtschaft, Bremen.

HEISTER, W. (2009b): *Grundlagen des Marketing-Managements. MARKH01.* Studienheft der APOLLON Hochschule für Gesundheitswirtschaft, Bremen.

HEISTER, W. (2006): *Operatives Marketing-Management. MARKH03.* Studienheft der APOLLON Hochschule für Gesundheitswirtschaft, Bremen.

HEISTER, W. (2009c): *Strategisches Marketing-Management. MARKH02.* Studienheft der APOLLON Hochschule für Gesundheitswirtschaft, Bremen.

INITIATIVE PRODENTE E.V. (2012): *Zahngesundheit im Alter.* http://www.prodente.de/service/online-bestellung-fuer-patienten/flyer-din-a4a5/zahngesundheit-im-alter.html, abgerufen am 03.01.2015.

STADT GLÜCKSTADT. (2014): *Glückstadt.* http://www.glueckstadt.de, abgerufen am 05.03.2014

STATISTA GMBH. (2014). *Zahnarztdichte in Deutschland nach Bundesländern im Jahr 2011 (Zahnärzte je 100.000 Einwohner).* http://de.statista.com/statistik/daten/studie/273810/umfrage/zahnarztdichte-in-deutschland-nach-bundeslaendern-ab-2011/, abgerufen am 05.03.2014.

STORBECK, H. (2009): *Tätigkeitsschwerpunkt Kinder- und Jugendzahnheilkunde.* http://www.kinderzahnaerzte.org/, abgerufen 04.01.0215.

BÄR, C.; REIBER, T.; NITSCHKE, I. (2009): *Seniorenzahnmedizin in Deutschland.* Zahnärztliche Mitteilungen. 99 (5): 514-525.

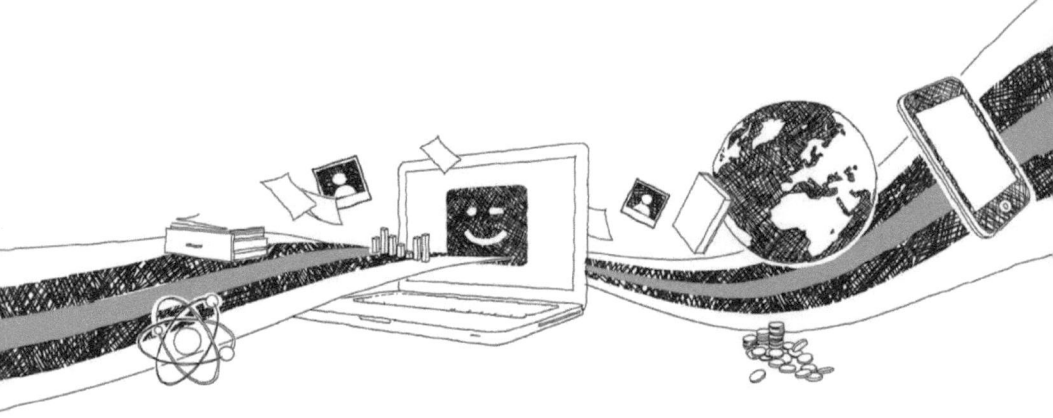